BEI GRIN MACHT SICH IHR WISSEN BEZAHLT

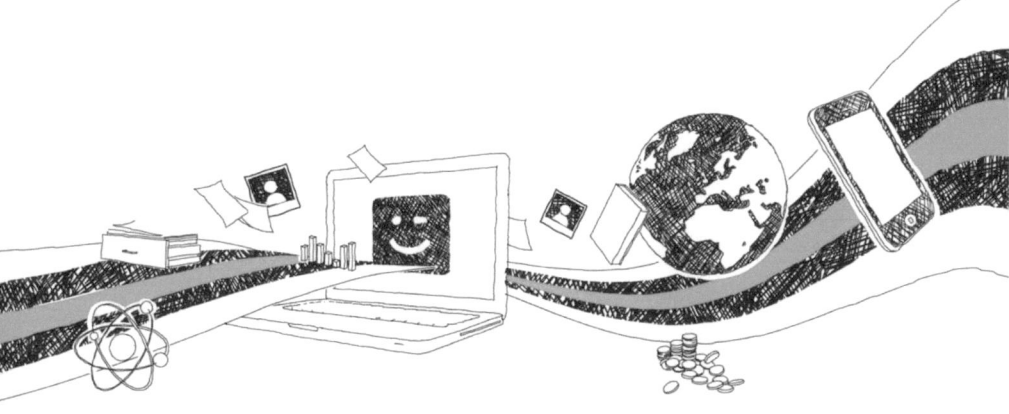

- Wir veröffentlichen Ihre Hausarbeit,
  Bachelor- und Masterarbeit

- Ihr eigenes eBook und Buch -
  weltweit in allen wichtigen Shops

- Verdienen Sie an jedem Verkauf

Jetzt bei www.GRIN.com hochladen
und kostenlos publizieren

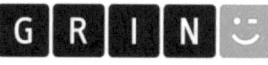

Bibliografische Information der Deutschen Nationalbibliothek:

Die Deutsche Bibliothek verzeichnet diese Publikation in der Deutschen National-
bibliografie; detaillierte bibliografische Daten sind im Internet über http://dnb.d-
nb.de/ abrufbar.

Impressum:

Copyright © 2017 GRIN Verlag, Open Publishing GmbH
Druck und Bindung: Books on Demand GmbH, Norderstedt Germany
ISBN: 9783668443808

Dieses Buch bei GRIN:

http://www.grin.com/de/e-book/358906/von-der-schuld-zur-fehlerkultur-lernen-
aus-fehlern-in-der-arztpraxis

Rudolf Wartmann

Von der Schuld zur Fehlerkultur. Lernen aus Fehlern in der Arztpraxis

GRIN Verlag

Hausarbeit

Arztpraxis

Von der Schuld- zur Fehlerkultur - oder Lernen aus Fehlern!

Verfasser:

Rudolf Wartmann

April 2017

Inhaltsverzeichnis

Arztpraxis

Von der Schuld- zur Fehlerkultur - oder Lernen aus Fehlern!

*Lob des Scheiterns! -um die Fehlerkultur in den Unternehmen steht es nicht gut-
...das ist ein grosser Fehler!*

Rudolf Wartmann

Einen Fehler durch eine Lüge zu verdecken heißt, einen Flecken durch ein Loch zu ersetzen.

Aristoteles

1. Wir brauchen eine Kultur die hinschaut statt Schuldige sucht!

Mitarbeiter in Arztpraxen tun ihr Bestes, um die Ihnen anvertrauten Patienten optimal zu versorgen. Trotzdem können in Gesundheitsberufen Fehler auftreten und diese sind unter Umständen besonders kritisch, denn selbst kleinste Fehler können unübersehbare Folgen haben! Wenn nun in einer Arztpraxis Zwischen-fälle passieren, kann das Patienten, ihre Angehörigen und das Team gleicher-massen belasten. Daher kommt dem offenen Umgang mit Zwischenfällen und der zeitgerechten und angemessenen Kommunikation eine entscheidende Bedeutung zu. Damit Fehler sich nicht wiederholen, ist es notwendig eine offene und transparente Fehler- und Sicherheitskultur zu leben. Eine Kultur die hinschaut statt Schuldige sucht. Eine Kultur, die es ermöglicht, offen mit Fehlern umzu-gehen und gemeinsam nach Lösungen zu suchen.

2. Umgang mit Zwischenfällen in der Praxis

Es kann immer wieder geschehen, dass Menschen durch ihr Tun unbeabsichtigt zu Schaden kommen, teilweise mit erheblichen gesundheitlichen Auswirkungen. Und immer noch – aus Tabugründen oder aus Angst vor Konsequenzen – werden Fehler im Gesundheitswesen verschwiegen, vertuscht und verheimlicht.

Damit Fehler sich nicht wiederholen, ist es notwendig eine offene und transparente Fehler- und Sicherheitskultur zu leben. Eine Kultur die hinschaut statt Schuldige sucht. Eine Kultur, die es ermöglicht, offen mit Fehlern umzugehen und gemeinsam nach Lösungen zu suchen.

Es ist irrelevant, wem ein Fehler unterlaufen ist, die entscheidende Frage lautet, **welche Faktoren haben dazu beigetragen, dass eine Störung im System oder ein negatives Ereignis auftreten konnte?** Der Schritt von einer Schuld – zur Fehlerkultur soll dazu beitragen, aus negativen Ereignissen zu lernen. Die Auseinandersetzung mit Fehlern ist zweifellos eine grundlegende Voraussetzung für die Patientensicherheit.

Behandlungsfehler und - schäden werden seit über 100 Jahren untersucht. Doch abgesehen von einzelnen Pionieren haben die „Health Professionals" das Ausmass und die Bedeutung des Problems offensichtlich lange nicht erkannt. Und wenn sie es erkannten, waren sie oft nicht bereit, es einzugestehen. Die grosse Mehrheit war bei seiner Tätigkeit seit jeher sicherheitsbewusst. Die Tatsache, dass Tausenden oder wahrscheinlich Millionen von Menschen unnötig Schaden zugefügt wurde und riesige Geldbeträge verschwendet wurden, scheint vielen entgangen zu sein.

Mir ist ein Fehler passiert … und jetzt? Wenn in einer Institution kein offener und konstruktiver Umgang mit Fehlern gepflegt wird, fällt es sehr schwer, einen Fehler einzugestehen. „Warten, bis Gras darüber gewachsen ist", scheint dann oft die einzig „vernünftige Perspektive" zu sein. Anzuraten ist diese Sichtweise nicht, denn sie kann Schaden –sowohl für den Patienten als auch den Behandelnden/Pflegenden- noch ganz erheblich vergrössern. Gerade bei den verantwortungsvollen Personen kann es zu ausgeprägten emotionalen Reaktionen kommen.

Frustration und Wut gegenüber sich selbst, gegenüber Patienten sowie gegenüber Vorgesetzten und Kollegen und Kolleginnen. Es kann zu Selbstzweifel an der beruflichen Eignung führen, aber auch zur Isolation und Einsamkeit, d.h. das Gefühl alleine gelassen zu werden bei der Verarbeitung eines Fehlers. Die emotionale Belastung ist stark abhängig von Konsequenzen des Fehlers für den Patienten und dem Ausmass der individuellen Beteiligung und Verantwortung.

3. Jeder Fehler ist eine Chance! Sind Sie offen für Fehler?

Verfügen Sie über ein ausgeprägtes Fehlerbewusstein?

Haben Sie in Ihrem Aufgabenbereich ein breites Wissen über mögliche Fehler?

Haben Sie generell einen geschärften Blick für Fehler?

Können Sie zwischen kritischen und unkritischen Fehlern unterscheiden?

Holen Sie in Zweifelsfällen (bei möglicherweise kritischen Fehlern) den Rat von anderen ein?

Erahnen und/oder erkennen Sie kritische Fehler frühzeitig und schnell?

Zeigen Sie kritische Fehler umgehend auf?

Reden Sie über kritische Fehler?

Je mehr Fragen Sie mit Ja beantworten konnten, desto mehr Fehleroffenheit bringen Sie mit!

Elke M. Schüttelkopf „Lernen aus Fehlern" Haufe.

Ist ein Fehler passiert heisst das sich rasch möglichst beim Patienten zu entschuldigen; der Patient hat Anspruch auf eine Entschuldigung!

- Die **Ehrlichkeit** der Health Professionals bedeutet mehr für den Patienten als fast alles andere was sie erleben, wenn sie krank sind.
- Eine **ernsthafte Entschuldigung** leistet den ersten „Schadenersatz".
- Sie behandelt die Verletzung, die durch emotionale Verwundung entstanden ist.
- Sie unterstützt den Heilungsprozess.

4. Gar nicht so einfach: Fehlerkultur entwickeln

Fehlerkultur in Arztpraxen ist oft kein Thema, - „wir arbeiten jetzt schon so gut wie möglich" – „unsere Fehler sind doch nicht so schlimm" – „noch etwas zusätzliches, eine neue Vorschrift". An vielen Orten herrscht immer noch die Vorstellung von Unfehlbar-keit. Oftmals überwiegt immer noch die Angst vor Bestrafungen oder Sanktionen. Damit wird das Lernen aus Fehlern stark behindert. Wichtig zu wissen ist jedoch:

- Fehlermanagement ist in der Fliegerei etabliert
- Qualitätssicherung ist in der Industrie institutionalisiert
- Im Gesundheitswesen gilt die Anästhesie als Vorreiter, teils partiell auch in anderen Fächern

5. Sicherheitsrisiken in der Praxis; ein paar Beispiele:

- Der Notfallkoffer ist unvollständig oder die Medikamente sind abgelaufen.
- Ein Notfallpatient wird am Telefon von der MPA nicht als solcher erkannt.
- Die Patientendokumentation ist fehlerhaft, falsch zugeordnet oder unvollständig.
- Der Patient ist unsicher, wie er seine Medikamente einnehmen soll.
- Ein Folgerezept wird falsch ausgestellt.
- Risikofaktoren oder Allergien des Patienten werden nicht beachtet.
- Der Patient wird nicht ausreichend nach einer therapeutischen Massnahme überwacht.
- Laborproben werden verwechselt.
- Die Hygieneregeln werden nicht eingehalten.
- Ein abgelaufenes Medikament wird abgegeben.
- Falsche Diagnose wird dem Patienten mitgeteilt
- Verwechslungen beim Impfprozedere
- Messgeräte werden nicht Standardgemäss gewartet
- Laborresultate werden nicht angeschaut
- Fehlerquellen bei der Abgabe von Medikamenten, oder die 6 möglichen Fehlerquellen bei der Abgabe oder Verabreichung von Medikamenten:
  - Falscher Patient
  - Falsches Medikament
  - Fehler bei der Dosierung
  - Falsche Galenik
  - Falscher Zeitpunkt
  - Fehler bei der Übertragung

6. Laborprobe / Sicherheitsregeln:

- Patient als richtigen Patienten identifizieren, mit der Fragestellung: «bitte nennen Sie mir Ihren Namen und das Geburtsdatum».
- Vorgedruckte Aufkleber kontrollieren.
- Die Röhrchen im Beisein des Patienten mit seinen Aufklebern versehen oder prüfen, ob die vorbereiteten Röhrchen korrekt sind.
- Patient erklären was genau gemacht wird.
- Strukturierter Arbeitsablauf für alle festlegen und in Teamsitzungen auf Risiken hinweisen.
- Schriftliche Arbeitsanweisungen oder Checklisten.
- Bei Eingang der Laborergebnisse sicheres Verfahren anwenden (oder entwickeln), dass die Zuordnung korrekt verläuft und es nicht zu Verwechslungen kommt.

7. Medikamente / Sicherheitsregel „6R":

- Die 6-Regel bei der Abgabe oder Verabreichung von Medikamenten
- Richtige Person
- Richtiges Arzneimittel
- Richtige Dosierung (oder Konzentration)
- Richtige Anwendung (auch Applikationsart)
- Richtiger Zeitpunkt
- Richtige Dokumentation

8. Lernen aus Fehlern oder jeder Fehler ist ein Schatz!

Ausgangssituation / Fehlerursachen:

- Ungenügende Kommunikation
- Unvollständige Anamnese Patient
- Schlechte Führung
- Ungenügende Sicherheit der Umgebung
- Ungenügende Kompetenzen
- Schlechte Orientierung/Training

- Nicht vorhanden sein von Informationen
- Suboptimale Organisationskultur
- Ungenügende Planung
- Ungenügendes Personal
- Ungenügende Kontinuität der Versorgung
- - - -

9. Ein wichtiges Ziel: Lernen aus Fehlern!

- Jeder möchte möglichst fehlerfrei arbeiten
- Überall wo gearbeitet wird, gibt es Zwischenfälle
- Zwischenfälle als solche erkennen und eingestehen
- Erneute, bzw. gleichartige Zwischenfälle möglichst vermeiden
- Wunsch, dass anderen ähnliche Zwischenfälle erspart bleiben

Aus der Fliegerei:

Die zentrale Erkenntnis der Fehlertheorie (nach G. Richardson): Alle Unfalluntersuchungen aus dem Luftverkehr sind zum Schluss gekommen: **"Unfallursache = Menschliches Versagen" sind falsch.** Menschliches Versagen ist nicht die Ursache. Die Ursache findet man in all den Umständen, die die Urteilsfähigkeit des Piloten beeinträchtigt hat. Mit anderen Worten; menschliches Versagen ist das Ergebnis, nicht die Ursache, d.h. die Ursache müssen wir aufdecken!

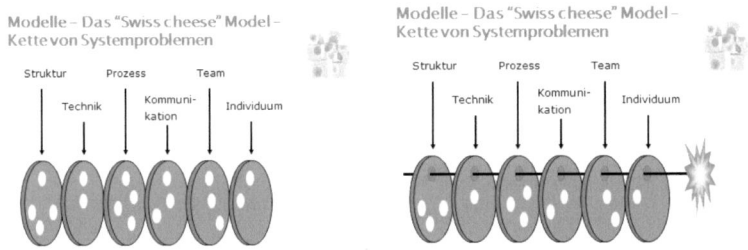

(Eigene Darstellung in Anlehnung an James Reasons Schweizer-Käse-Modell)

Der Brite James Reason hat diese Art der Fehler-Weiterleitung sehr anschaulich in seinem Schweizer -Käse-Modell beschrieben (siehe Abbildungen oben). Innerhalb eines Prozesses gibt es verschiedene Sicherheitsbarrieren, die dazu beitragen, dass keine unerwünschten Ereignisse eintreten. In der Realität haben aber auch die eingebauten Sicherheitsbarrieren Lücken (vergleichbar mit den Löchern einer Käsescheibe) und können somit versagen. Kommt es zu der unglücklichen Situation, dass ein Fehler alle Barrieren passiert, kann das unerwünschte Ereignis eintreten.

Weshalb entstehen kritische Situationen? Eine gefährliche Situation kann ihren Ursprung entweder im Faktor Mensch haben, in der Technik selbst oder im System sowie in Umgebungsfaktoren (Patient), aber auch in einem komplexen Zusammenspiel all dieser Faktoren. Wenn bei solchen gefährlichen Situationen Abwehrmechanismen einsetzen, kann die Situation wieder auf den Normalzustand zurückgeführt werden.

10. Ausgangslage Arztpraxis

In einem Behandlungsablauf kann es zu Missverständnissen, Fehlkommunikation und Fehl(be)handlungen zwischen Arzt, Patient und MPA kommen. Die meisten Probleme sind in der Regel harmlos und es kommt relativ selten zu bleibenden Schäden oder gar Todesfällen. Aber es gibt vermutlich eine hohe Dunkelziffer und es finden selten systematische Analysen statt!

CI = Critical incident / CIRS = Critical Incidents Reporting System

Was will CI?

Was ist ein CI -Critical incident- ? Unter critical incidents versteht man unerwartet auftretende gefährliche Situationen, die ohne oder trotz einer Intervention zu einem unerwünschten Ausgang, d.h. zu einer physischen oder psychischen Beeinträchtigung eines Patienten/einer Patientin, zu einem Zwischenfall, geführt haben; oder, wenn der Schaden gerade noch abgewendet werden konnte, zu einem Beinahezwischenfall.

Was will CIRS?

Was ist CIRS - Critical Incidents Reporting System-? Dies ist ein Meldesystem auf welcher z.b. hausärztliche Grundversorger Zwischenfälle und Beinahe-Zwischenfälle anonym melden können. Das Critical Incident Reporting hat zum Ziel, interessierten Kollegen kritische Ereignisse, die bei der Arbeit in der Grundversorgerpraxis aufgetreten sind, in einem passwortgeschützten Rahmen im Internet zugänglich zu machen, damit alle aus Fehlern lernen und sich verbessern können. In diesem Forum soll der Meldende aber auch ein Echo auf seine Meldung bekommen, sei es durch den Moderatoren oder durch KollegInnen.

11. Grundsätze

Eigentlich ist es irrelevant, wem ein Fehler unterlaufen ist. Die entscheidende Frage lautet: Welche Faktoren haben dazu beigetragen, dass eine Störung im System auftreten konnte? **Verbesserungen müssen auf Prozesse fokussieren!**

Es gibt unabdingbare Voraussetzungen um eine Fehlerkultur zu fördern; es sind dies:

- Absolute Vertraulichkeit
- Melden muss freiwillig sein
- Sanktionen müssen ausgeschlossen sein
- Der „Chef" geht mit gutem Beispiel voran / Fehlerkultur vorleben
- Die Meldenden müssen ein Feedback erhalten
- Verbesserungen sollten wenn möglich getroffen werden

12. Checkliste: Fehleranalyse

-War es ein leichter, mittlerer oder schwerer Fehler? -Wo genau hat der Fehler begonnen? -Was wurde unternommen, um den Fehler zu „mildern" bzw. zu vermeiden? -Ist der Fehler schon öfters passiert und wenn ja, bei wem? -Ist der gleiche Fehler schon mehreren Mitarbeitern passiert? -Ist die Wahrscheinlichkeit hoch, dass auch anderen der gleiche Fehler passiert? -Passiert der Fehler öfters und wenn ja, warum? -Besteht die Gefahr, dass dem Mitarbeiter der gleiche Fehler nochmals geschieht? -Wie kann vermieden werden, dass der Fehler in Zukunft nochmals eintritt? -Kann gegebenenfalls eine Kontrollstelle zwischengeschaltet werden? Wenn ja: Wer könnte das sein? -Waren Systemfaktoren für den Fehler ausschlaggebend? -Können diese Faktoren komplett ausgeschaltet werden und wenn ja, wie?

13. Jeder Fehler ist eine Chance!

Die Entwicklung einer offenen und lernenden Sicherheits- und Fehlerkultur macht es notwendig, dass wir diese alten Muster „entleeren" und unsere Einstellungen, Wahrnehmungen und Bewertungsmuster im Hinblick auf Fehler verändern. Denn: **In jedem Fehler steckt ein grosses Lernpotential für den zukünftigen Behandlungsprozess. Nicht „Wer-ist-schuld?"- sondern viel interessanter ist die Frage: "Was ist schuld?"**

14. Risikomanagement oder Fehlervorbeugung!

Das Management von Risiken in Arztpraxen wird eine zunehmende Bedeutung erfahren. Risikomanagement im Gesundheitswesen ist mittlerweile zu einem elementaren Bestandteil der Fehler-reduzierung und -vermeidung geworden. Die sich daraus ableitende These, dass der Einsatz von Risikomanagement-Instrumenten die Häufigkeit von unerwünschten Ereignissen vermindert, ist in der aktuellen Diskussion unumstritten. Die aus der Expertenmeinung der Literatur abgeleitete These besagt, dass umfassendes und nachhaltiges klinisches Risiko-management die Schadens-höhe/-häufigkeit beeinflusst. Somit stellt sich in wirtschaftlich immer schwierigeren Zeiten die Frage nach dem ökonomischen Nutzen eines umfassenden Risiko-management-Systems. Die Vermeidung von Fehlern beinhaltet die Vermeidung von Schäden und deren Folgen. Das heißt, dass die Folgekosten, die bei Eintritt unerwünschter Ereignisse auftreten, verhindert werden. Das sind zum Beispiel Kosten durch Doppel-, Mehr- oder Nacharbeit, wenn eine Handlung nicht wie geplant ausge-führt wird. Das können aber auch erhebliche Kosten im Rahmen der Diagnostik, Therapie und Medikation sein, wenn ein Fehler in der Arztpraxis entsteht.

15. Fazit:

Wichtigstes Ziel muss die Schaffung einer „Fehler- bzw. Sicherheitskultur" sein. Akzeptieren, dass überall und von jedem Fehler gemacht werden. Dass aus Fehlern nur dann etwas gelernt werden kann, wenn diese erkannt, offengelegt und analysiert werden. Ein Anklagen derjenigen, die freiwillig ihre Fehler offenlegen, muss möglichst vermieden werden. Ebenfalls gehören zu einer Fehlerkultur die Schaffung einer Risiko-Kultur und damit auch eines Risiko-Bewusstseins. Der Prozess kann nur angestoßen werden, wenn die Bereitschaft gewachsen ist, Risiken zu erkennen, zu melden und zu beseitigen. Diese Offenheit fordert einen intensiven Denk- und Lernprozess, den das Unternehmen aktiv fördern muss.

16.Quellen:

Borgwart, J. und K.Kolpatzik „Aus Fehlern lernen – Fehlermanagement in Gesundheitsberufen"; Springer Verlag. 2010

Kaplan, Michael und Ellen Kaplan. „Auf Fehler Programmiert. Warum der Mensch irren muss."; *Harvard Business* Manager; 06/2011

Schaefer, J. „Lob des Irrtums. Warum es ohne Fehler keinen Fortschritt gibt"; C. Bertelsmann Verlag. 2016

Schüttelkopf, E.M. „Lernen aus Fehlern – Wie man aus Schaden klug wird"; Verlag Haufe. 2. Auflage.

Therapeutische Umschau. „Die Patientensicherheit in der Grundversorgung – eine Erhebung in Schweizer Hausarztpraxen";69 (6). 2012

Internetquellen

http://patientensicherheit.ch/

https://www.jeder-fehler-zaehlt.de/

http://www.schupp-heiny.de/blog/was-sie-ueber-das-risikomanagement-in-der-arztpraxis-wissen-muessen-schupp-heiny/

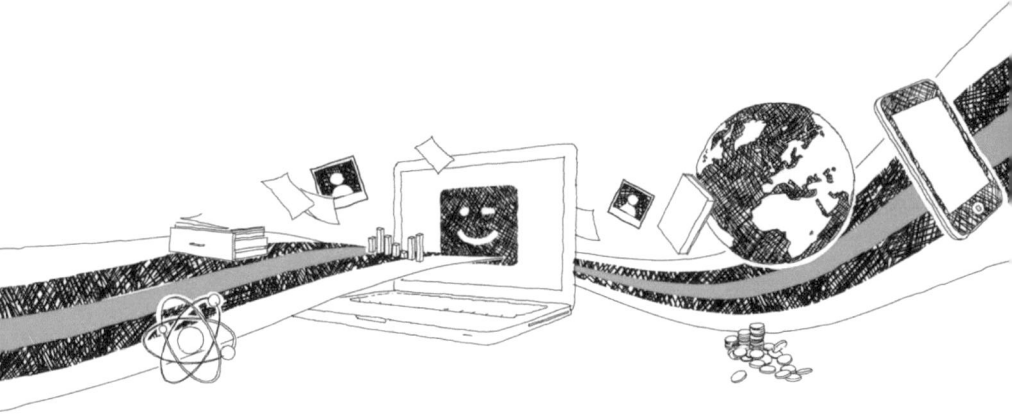
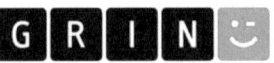